Margarida, a galinha sabida

Maria Lea Fragate

Ilustrações de Logan Portela

Agradeço, em primeiro lugar a Deus, ao meu filho, Vinícius, que sempre me deu força e inspiração, e a todos os meus amigos que acreditaram e ajudaram na realização deste projeto.

Editora Verso

Editora InVerso
® 2018. Editora Inverso

R. Clóvis Bevilaqua, 352 Cabral
CEP 80035-080 Curitiba-PR
(41) 3254-1616 e (41) 3538-8001
editorainverso@editorainverso.com.br
www.editorainverso.com.br
Facebook.com/editorainverso
Instagram @editorainverso

COORDENAÇÃO EDITORIAL
Cristina Jones
Editora InVerso

REVISÃO
Carlos L. W. Jorge

ILUSTRAÇÃO
Logan Portela

CAPA, PROJETO GRÁFICO E ARTE-FINAL
Adriane Baldini

DADOS INTERNACIONAIS DE CATALOGAÇÃO NA PUBLICAÇÃO (CIP)
Mona Youssef Hammoud – CRB/ 9ª -1393

F811m

FRAGATE, Maria Lea. Margarida, a galinha sabida
Logan Portela [il.] Curitiba: InVerso, 2018
40p. 22 x 20 cm

ISBN: 978-85-5540-128-2

1. Infantojuvenil. 2.Galinha. 3. Amizade.
4. Família I. Título

CDD. 372.64

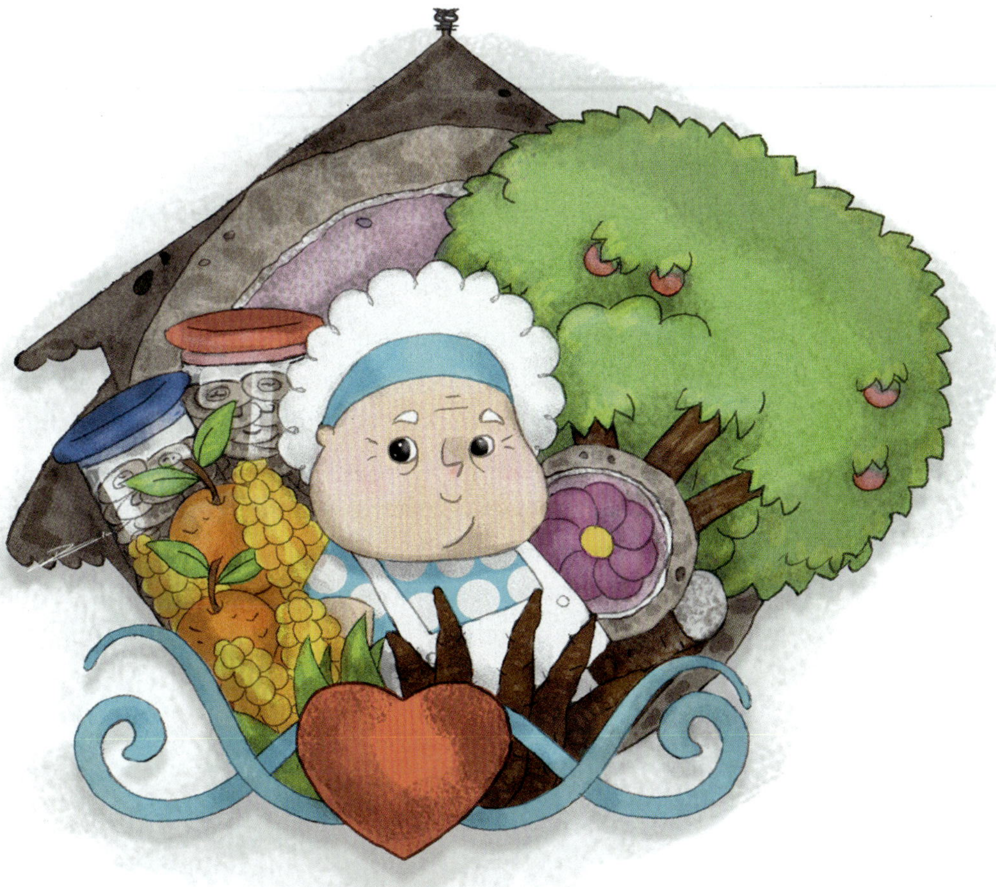

Não muito longe daqui, morava sozinha, em uma casa muito grande, Dona Prosa, uma velhinha fofa e engraçadinha. No quintal, ela tinha muita coisa plantada. Pés de milho, mandioca, laranja e um pé de manga. A mangueira, de tão grande que era, fazia sombra quase que no quintal inteiro. E como era boa a sombra daquela árvore! Dava até vontade de espichar ali uma toalha e ficar deitado, olhando as nuvens passeando no céu.

Dona Prosa gostava muito de cozinhar, e fazia as bolachas mais gostosas do mundo. Desenhava bichinhos e flores em cima de cada uma delas, depois as guardava em vidros separados até que alguém viesse visitá-la. Às vezes demorava muito para alguém vir, outras vezes não. Mas quando chegasse qualquer um, sempre teria bolachas prontas.

Porém, numa tarde muito quente, em que até o sol estava suando, um fato interessante mudou a vida daquela doce velhinha: apareceu, como se fosse de casa, uma galinha. Toda educada, entrou sem fazer muito barulho, abaixou-se no cantinho perto da pia e ficou ali, olhando Dona Prosa pintar as deliciosas bolachas.

A galinha estava muito magra e, apesar de ser adolescente, já tinha passado por muita coisa ruim na vida: correu de gatos e cachorros, fugiu de moleques que jogavam pedras, engasgou-se com um gafanhoto verde, brigou com uma galinha invejosa, quase foi atropelada por uma bicicleta, correu de gente que quis cortar seu pescoço e mandá-la para a panela, fugiu de chuvas e tempestades, apanhou dos irmãos mais velhos, e até pedras de gelo a pobrezinha já tinha levado na cabeça. Mas quem disse, algum dia, que vida de galinha é coisa fácil?!

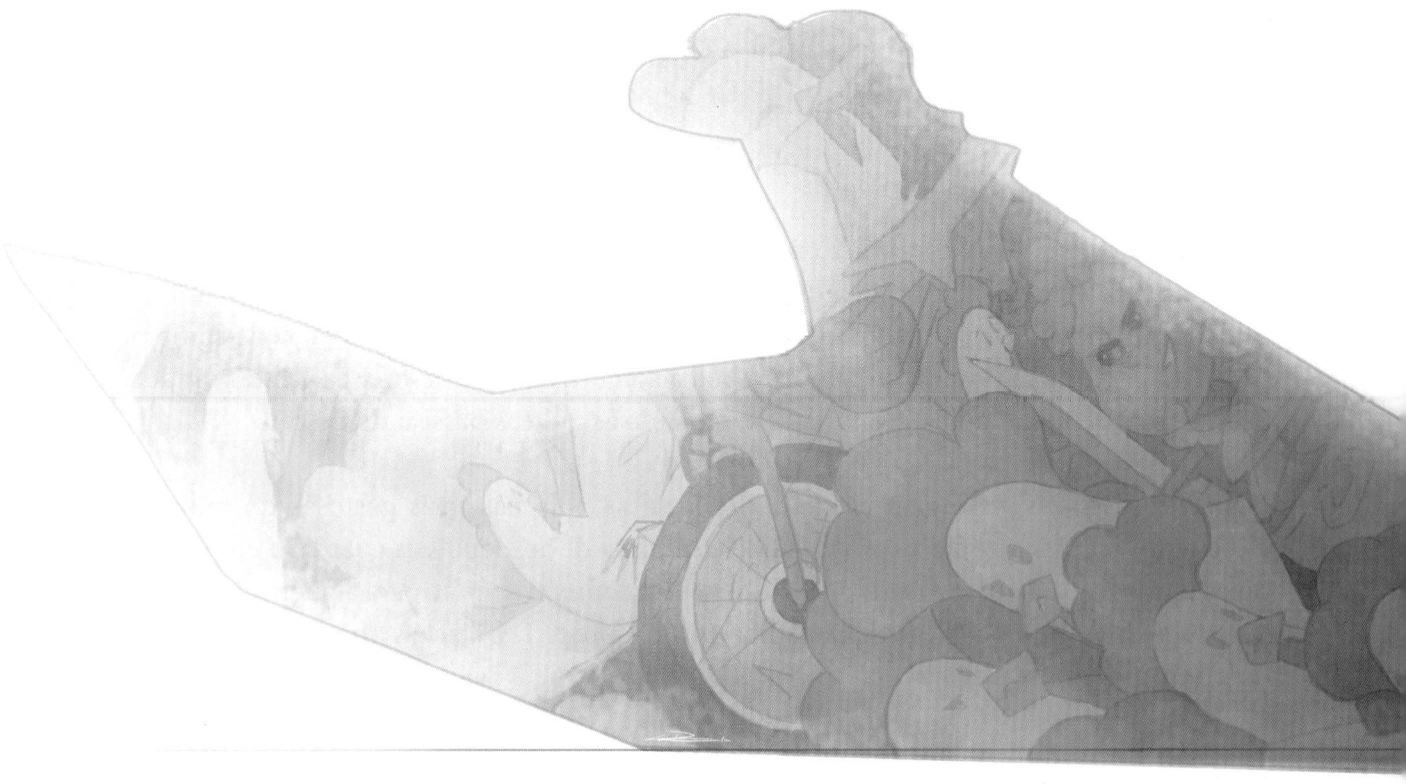

Foi com surpresa e medo que Dona Prosa avistou a galinha ali, encolhida no canto da pia. Não sabia como reagir; ficou parada, olhando, sem saber se corria pegar uma vassoura e tascar na cabeça da bichinha ou se achava engraçado o jeito da ave. Nunca tinha visto uma galinha tão simpática: parecia gente! Lembrou-se até de uma amiga muito querida que morava em outra cidade, longe dali: Dona Margarida. Era um bom nome, e mesmo que ninguém achasse certo ou que as vizinhas fossem contra dar nome de gente para uma galinha, não teve como mudar, e ficou mesmo Margarida.

Apesar de muito linda, toda galinha é igual, tem um cérebro muito pequeno e muita dificuldade em aprender. Por saber disso, Dona Prosa foi logo avisando Margarida:

— Aqui dentro você não pode ficar! Tem um galinheiro lá fora e é lá a sua casa!

E, falando isso, a velhinha pegou a galinácea no colo e foi até o quintal, mostrar onde era o galinheiro. Entretanto, era só soltar Margarida no chão que a danada disparava colada no calcanhar de Dona Prosa. Foram muitas as vezes que essa cena se repetiu. A velhinha, já com quase 80 anos de idade, não aguentava mais levar a galinha de volta ao galinheiro. Foi quando teve uma grande ideia:

— Melhor mesmo é fechar a porta e deixá-la para fora até ela se acostumar.

E assim aconteceu. Sem poder entrar, a galinha foi obrigada a ficar do lado de fora, muito triste. Só assim Dona Prosa pôde continuar fazendo as bolachinhas e até um bolo de fubá enorme. O cheiro dos quitutes estava tão bom que até Margarida se pôs a cacarejar, mas nem foi ouvida.

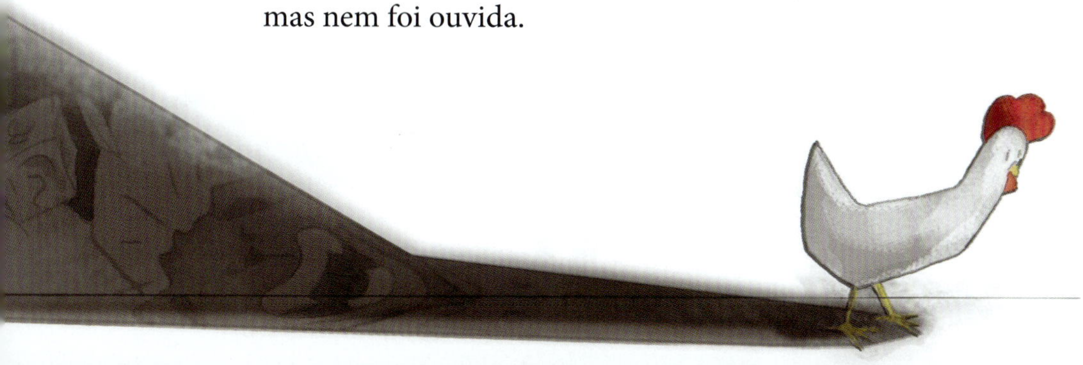

A boa senhora arrumou a mesa, sentou-se sozinha para tomar seu café e viu então que, novamente, nenhum dos filhos ou netos iria visitá-la naquele dia. Ficou tão triste que os olhos dela até sentiram vontade de chorar. Foi então que ela lembrou-se de sua nova amiga, e resolveu deixar Margarida entrar e lhe fazer companhia. Ao abrir a porta, lá estava ela, cantarolando de felicidade, agachadinha em cima de uma mesa velha. Parecia até que sorria.

— Margarida, venha provar meu bolo, você está mesmo muito magra — falou Dona Prosa.

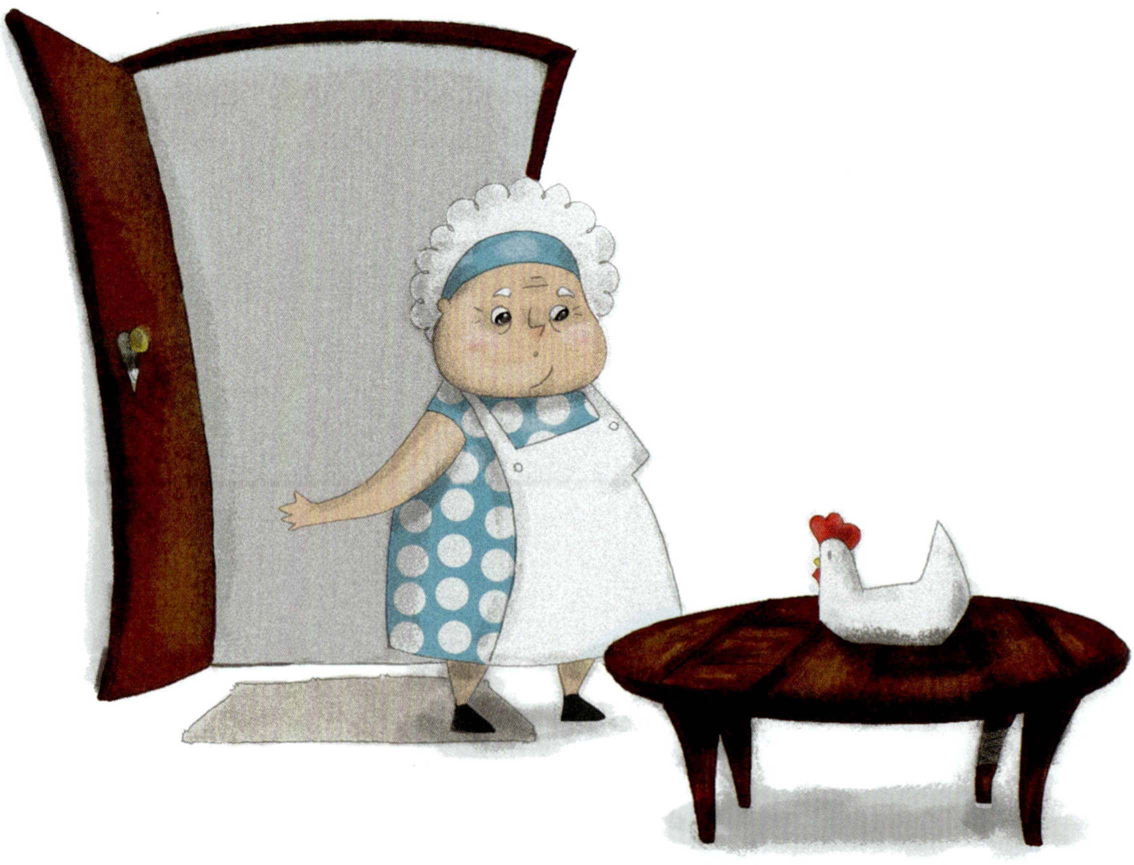

As galinhas têm uma bolsinha no pescoço que guarda toda a comida. Como Margarida estava sem nenhuma refeição há vários dias, comeu tanto bolo que o papo cresceu como se fosse uma bola de futebol. E comia, e comia e não queria parar de comer. Dona Prosa ficou com medo de que ela explodisse! E para que isso não acontecesse, achou melhor sair dali o mais rápido possível.

Mais tarde, quando já era a hora da novela, as duas se sentaram, cada uma em seu sofá, e observaram atentamente o capítulo. Riram juntas, esbravejavam, e até se entristeceram com algumas cenas. A hora foi passando, os olhos das duas começaram a pesar, e o sono venceu a peleja entre cansaço e ficção.

— RoncóÓÓRIRONCÓÓóó!!!!

E o som estremecia a laringe e o sossego de uma maneira crescente.

— RoncóÓÓRIRONCÓÓóó!!!!!!

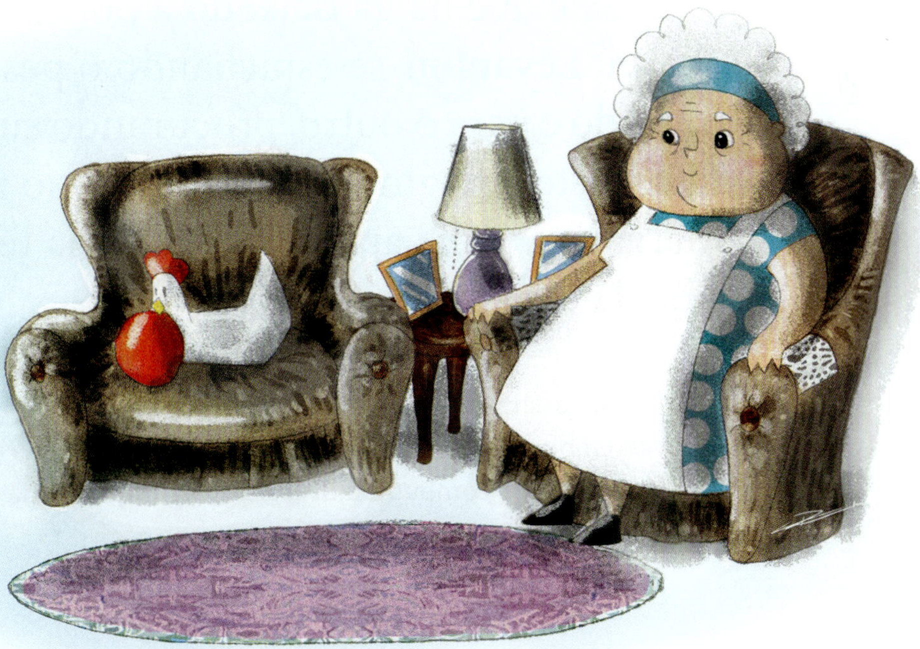

Margarida não conseguia dormir, por mais que tentasse. Quando quase fechava os olhos, acordava num susto tão grande que até se desequilibrava do sofá. Achou melhor então sair de mansinho, não queria perder uma noite de sono. Porém, era preciso procurar uma árvore para se empoleirar, pois estava noite e Margarida sabia do perigo que corria estando no chão a uma hora daquelas. Muitos predadores estavam soltos naquele momento esperando uma galinha simpática passar para dar o bote e arrancar-lhe uma coxinha. Foi quando viu um pé de ameixa logo à sua frente, abriu as asas e saltou para cima do galho mais que depressa, e lá em cima, já protegida do perigo, dormiu tranquila e silenciosamente.

Tempo depois, o sol já vinha contente, e Dona Prosa acordou assustada. Olhou do lado e não viu Margarida. Lembrou-se de que dormiu ali sentada e que havia deixado a porta da cozinha aberta. Levantou-se espichando o pescoço para um lado e para o outro, procurando sua galinha. E, já triste, imaginou que, do mesmo modo que Margarida tinha aparecido, poderia ter sumido. Aquela tão simpática ave!

— A vida é assim mesmo. Não é bom nos apegarmos a bicho algum. Eles vão embora, morrem. O melhor mesmo é esquecer isso tudo. Não será fácil, é fato; a companhia dela me fazia esquecer da solidão que os anos trazem.

Depois de escovar os dentes, lavar bem o rosto e pentear seus poucos cabelos, ela foi varrer as folhas que a mangueira derrubava todos os dias em seu quintal. As folhas secas, distanciadas do caule, são como os filhos que se aventuram em outros caminhos, afastados pelo vento, pelo amor ou por insatisfação. Uma lágrima rolou sobre a pele enrugada de Dona Prosa. Mas a vida às vezes também é recheada de chocolate, e foi com muita alegria que ela avistou Margarida toda faceira jogando para trás, com os pezinhos, alguns punhados de terra. Fazia isso para achar alguns insetos para o café da manhã.

Mesmo sem ninguém acreditar, quando avistou Dona Prosa, veio correndo ao seu encontro, e ali, na sombra da árvore, agachou-se e fechou os olhos, esperando algum tipo de carinho. A velhinha não acreditava no que via.

— Mas eu nunca vi em toda a minha vida uma galinha tão gente como essa Margarida! — falou isso com muita satisfação, alisando a cabeça da atrevida.

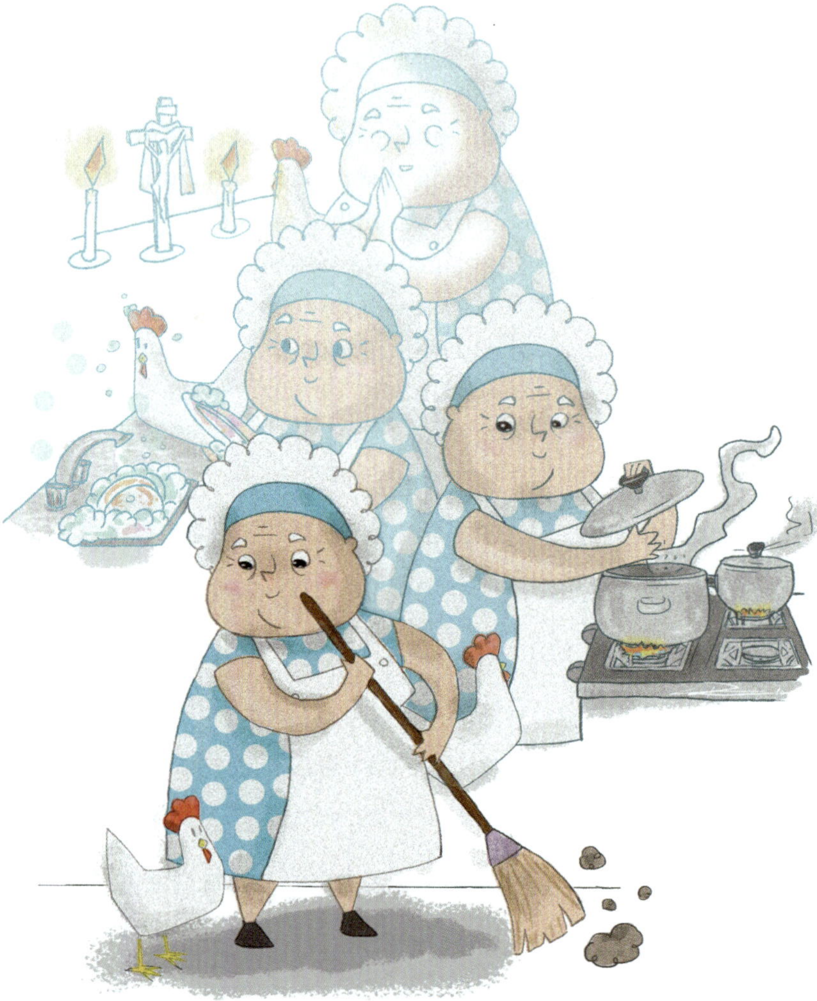

E lá se foram as duas terminar as tarefas da casa. Onde uma estava, lá se encontrava a outra. Limparam a casa, lavaram a louça, rezaram e fizeram o almoço. Comeram, tiraram o cochilo da tarde. E nessa hora, Margarida saiu de fininho.

Do lado de fora, a galinha aproveitou para ciscar e achar mais comida embaixo da terra. Gostava mesmo era de minhoca. Mas, sem chuva, a terra ficava dura demais e ela não conseguia cavar muito fundo. Gostava também de frutas e restinho de arroz, e por isso Dona Prosa tinha deixado um pouco de comida dentro do galinheiro. Margarida entrou pela primeira vez, observou o espaço, achou tudo meio esquisito. Sentia-se meio presa ali. Contudo, era um bom lugar para se proteger de tantos perigos que a vida de galinha oferecia, e acabou gostando. Agachou-se ali um pouco. Subiu em um pedaço de pau que estava atravessado lá dentro. Acabou achando muito legal a sua casa.

Dona Prosa acordou de novo assustada, mas não com o sumiço da galinha, e sim com o barulho de carro e de pessoas que chegavam. Que delícia! Eram os netos! Tinham vindo visitá-la. Recebeu abraços e beijos. As crianças corriam de um lado para outro. A neta, Tininha, tinha cinco anos, e era tão doce quanto as geleias de ameixa que a avó preparava. Leonardo, o neto, era como todo garoto de nove anos, pagava por uma traquinagem. Subia nas árvores, fazia armadilhas para os passarinhos, falava de boca cheia e roubava os brinquedos da irmã. Gostavam muito da avó, e eles mesmos pediam para o pai levá-los até a casa de Dona Prosa.

De repente, Tininha gritou lá do quintal, e todos saíram para ver o que estava acontecendo:

— É uma galinha, vó! Que lindinha! — disse a menina, com Margarida nos braços.

Leonardo saiu em disparada para também pegar a galinha.

— Vamos comê-la domingo, vó? — dizendo isso, o moleque arrancou a galinha dos braços da irmã. Tininha começou a chorar desesperadamente. Foi necessário o pai interceder, e, ralhando com as crianças, pegou ele mesmo a galinha e a colocou de volta no chão.

Dona Prosa sentiu uma coisa tão ruim! Pensou em ter que matar a própria companheira. Não faria isso de jeito nenhum. Mas o que iriam pensar as vizinhas?

— Prosa enlouqueceu, não quer matar a galinha! E galinha é para comer!

Mas Margarida não era uma galinha qualquer. Era diferente, mais bonita, mais inteligente do que as outras. Para encurtar o assunto, a velha acabou chamando o filho e os netos para tomarem um café e comerem o bolo de fubá que ela tinha feito no dia anterior.

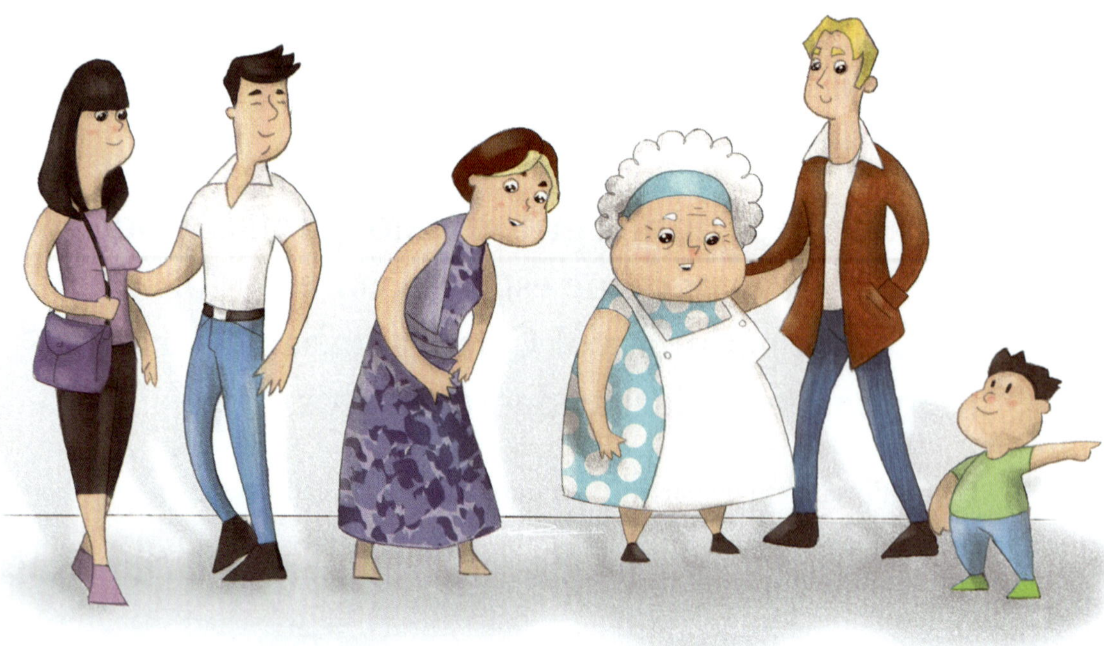

Tininha não quis se sentar à mesa com eles; preferiu pegar um pedaço de bolo e ir para a varanda. Margarida, que não era boba nem nada, vendo a menina, veio o mais rápido que pôde e agachou-se ali, ao lado de Tininha. Ganhou muitos pedaços de bolo. Como comia aquela galinha! Parecia um saco sem fundo, pensava a menininha.

Todos queriam saber de onde apareceu o bicho, mas Dona Prosa não sabia explicar. Carlão, pai de Tininha e Leonardo, um grandalhão engraçado, de fala rápida e enrolada — parecia até que falava alemão — disse:

— É melhor *devolveressagalinha*, mãe!!!

— Achado não é roubado, pai! — disse Tininha.

— Vamos cortar o pescoço dela! Na panela ninguém reconhecerá a penosa — gritou Léo, de cima da cadeira.

— Pai, olha o Léo querendo enforcar a galinha!

— O nome dela é Margarida! — tentou falar Dona Prosa, do meio da gritaria.

— Léo, *descedacadeira*!

— Por favor, não mate a galinha!!! — desesperada, gritou Tininha.

Margarida percebeu que o assunto era ela, e, para não causar maiores problemas, foi se afastando devagarinho, passo por passo, até sumir dos olhos de todos e dali foi, sabe-se lá para onde...

E, de repente, um silêncio tomou conta da família. Todos olharam ao redor, dando falta da galinha. E então foram comer bolo de fubá com nata e geleia de ameixa.

Já era chegada a hora da despedida. Todos se abraçaram e se beijaram. Entraram no carro e até bem longe Tininha ia acenando para a avó, com lágrimas nos olhos. Dona Prosa sentia um imenso vazio quando ficava sozinha. Percebeu que envelhecer, às vezes, não era muito fácil. Entrou em casa e foi tomar um banho para alegrar um pouco seu fim de tarde.

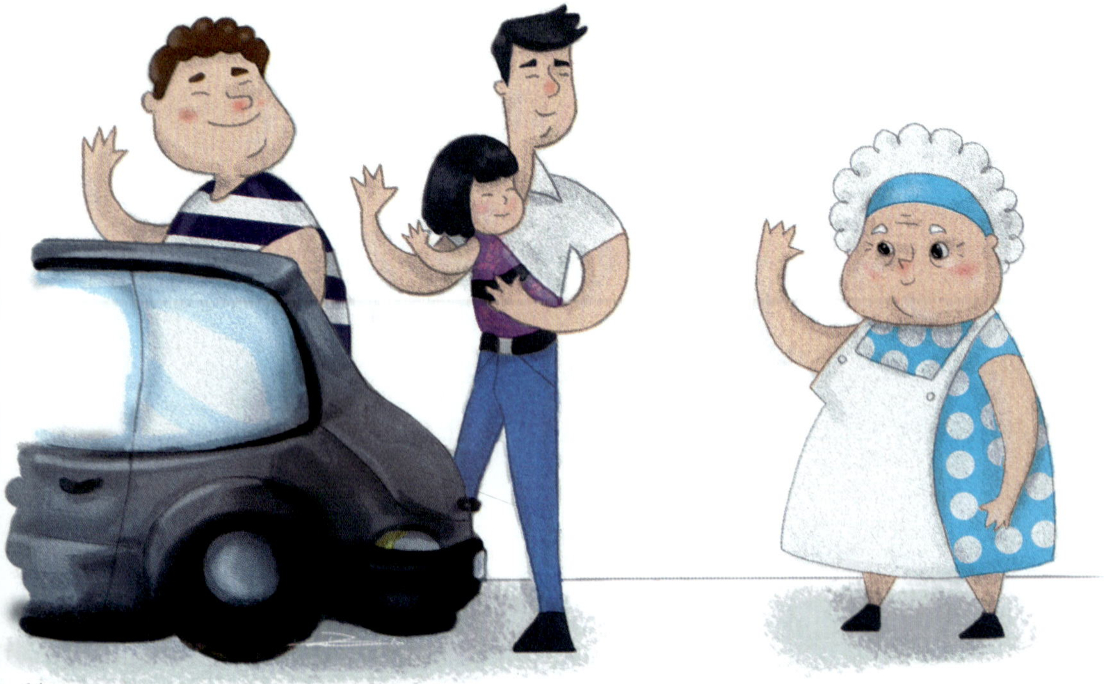

Por alguns dias, Margarida não deu as caras. A solitária velhinha todas as manhãs saía ao quintal com esperanças de vê-la ciscando. Nada. A galinha devia ter escutado alguma coisa que a feriu profundamente. Ou foi embora achando que não era amada. Mesmo sabendo que a galinha podia sumir a qualquer hora, não desejava que acontecesse tão rápido. Onde estaria ela agora? Será que tinha voltado para seu antigo dono? Talvez estivesse tão pertinho! A noite veio chegando lentamente e trouxe o sono e o cansaço do corpo.

Dona Prosa se sentia muito sozinha e tinha medo de dormir naquela casa, tão grande e cinza. Nas madrugadas, quando levantava para pegar um copo de água, descia um degrau enorme entre a copa e a cozinha, e as juntas gastas e doloridas reclamavam muito. Muitas noites ouvia barulhos em torno da casa, apertava bem os olhos e pensava consigo mesma:

— Deve ser só minha imaginação assombrando meus ouvidos! — Mas tremia de medo.

Quando Margarida estava com ela, era tudo mais colorido e menos assustador. Ela sabia que ao primeiro ruído no quintal a galinha cacarejaria. Dormia muito mais tranquila. Os filhos sabiam de seus pavores, mas tinham suas ocupações. Vinham aos domingos, nem todos, almoçar. Mas depois da louça lavada, todos juntos se despediam e deixavam Dona Prosa acompanhada pela tristeza. Já a galinha, não. Estava abraçada às pernas da velhinha todos os dias, dando bronca na solidão.

Tempos depois, em uma manhã chuvosa e com trovões e raios, Dona Prosa, com muita preguiça, resolveu ficar até mais tarde na cama. Afinal, como é bom dormir com o barulho dos pingos batendo nas telhas! No entanto, o sossego durou muito pouco. No canto de seu quarto, por ser uma casa de madeira já muito velha, uma goteira apareceu. E quanto mais a chuva pesava lá fora, mais água caía no quarto da sonolenta velhinha. Com as pernas curtas, saltou da cama e foi até os fundos da casa pegar um balde para que a goteira teimosa não molhasse todo o seu assoalho brilhoso. Quando abriu a porta da cozinha, em cima da mesa, além do balde e do pano de chão, estava Margarida, toda encharcada, com os olhos esbugalhados, tremendo de frio.

— Ah! Mas que horas para a senhorita aparecer! E não me olhe com essa cara, mocinha! Primeiro vou atender a minha goteira!

E saiu apressada para resolver a molhadura no seu quarto. Margarida nem pestanejou, bateu as asas para tirar o excesso de água e correu no calcanhar de Dona Prosa.

Como a chuva estava forte demais, e todos ali tinham muito medo de tempestade, era costume daquela gente acender uma vela benta pelo padre da igreja, para que tudo se acalmasse o mais rápido possível. E foi o que fez nossa querida velhinha.

O telefone tocou, e as duas companheiras partiram na direção do aparelho. Era a filha mais velha, Mara — uma senhora de sorriso pregado no rosto e um enorme coração — preocupada com a mãe sozinha. Margarida olhava Dona Prosa sorrindo de felicidade com o ato de amor da filha. Aproveitou e contou a novidade:

— Adivinha quem está de volta? Sim, ela mesma: Margarida! — disse com tanta alegria que até deixou a filha enciumada. As duas combinaram de, no fim de semana, fazerem beliscão, uma bolachinha recheada de goiabada. Era a preferida de todos os filhos e netos.

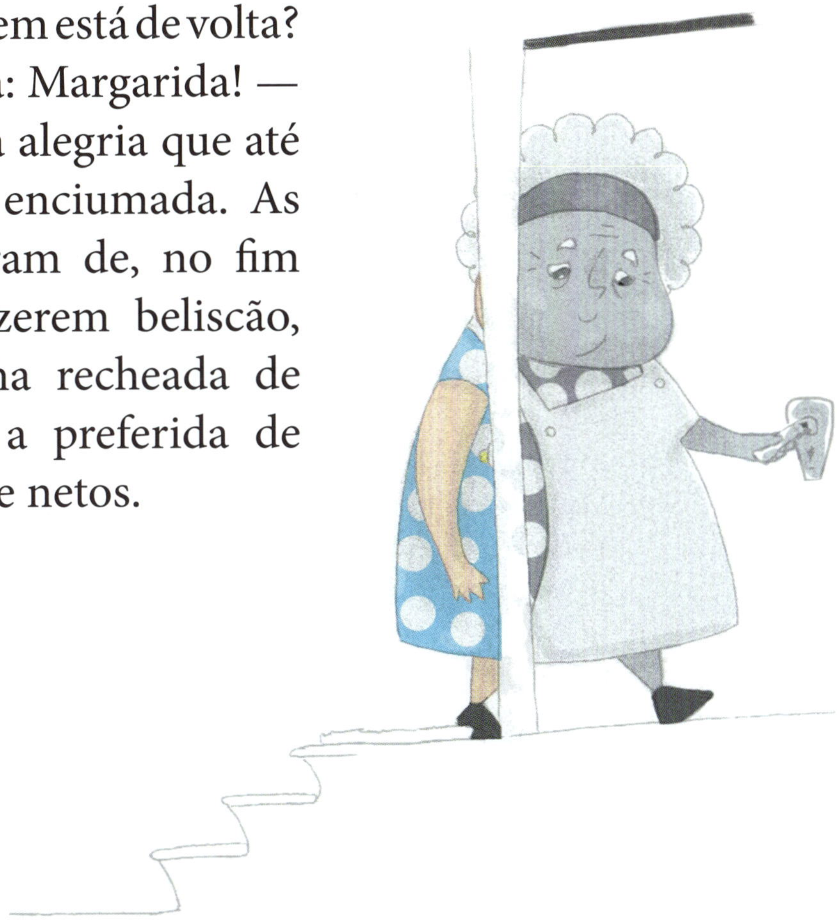

Até que a chuva ficou mais leve e tudo foi se acalmando. Dona Prosa pôde sair para o quintal para colher espinafre e salsinha. Iria fazer uns bolinhos. Sabia que a sua galinha gostava de comer e estava, de novo, muito magrinha. Quando se abaixou para apanhar as verduras, além de uma dor nas costas, pôde ver, dentro do galinheiro, umas bolinhas azuis.

— Mas o que temos aqui, hein, menina? — foi falando e se arcando toda para caber dentro do galinheiro da amiga.

Margarida, passando por entre as pernas da curiosa senhora, se pôs à frente do seu galinheiro.
— Então não posso ver o que temos aí?! É assim que você trata uma amiga tão querida?

A galinha foi ficando de cócoras, envergonhada pela atitude tomada. Mas logo se levantou e cacarejava sem parar, como quem desejava contar o maior segredo de sua vida.
— Cocoréco! Cocoréco! Cocoréééco!
— Estou percebendo que o assunto é sério. Pois saia da frente. Só assim poderei te ajudar.

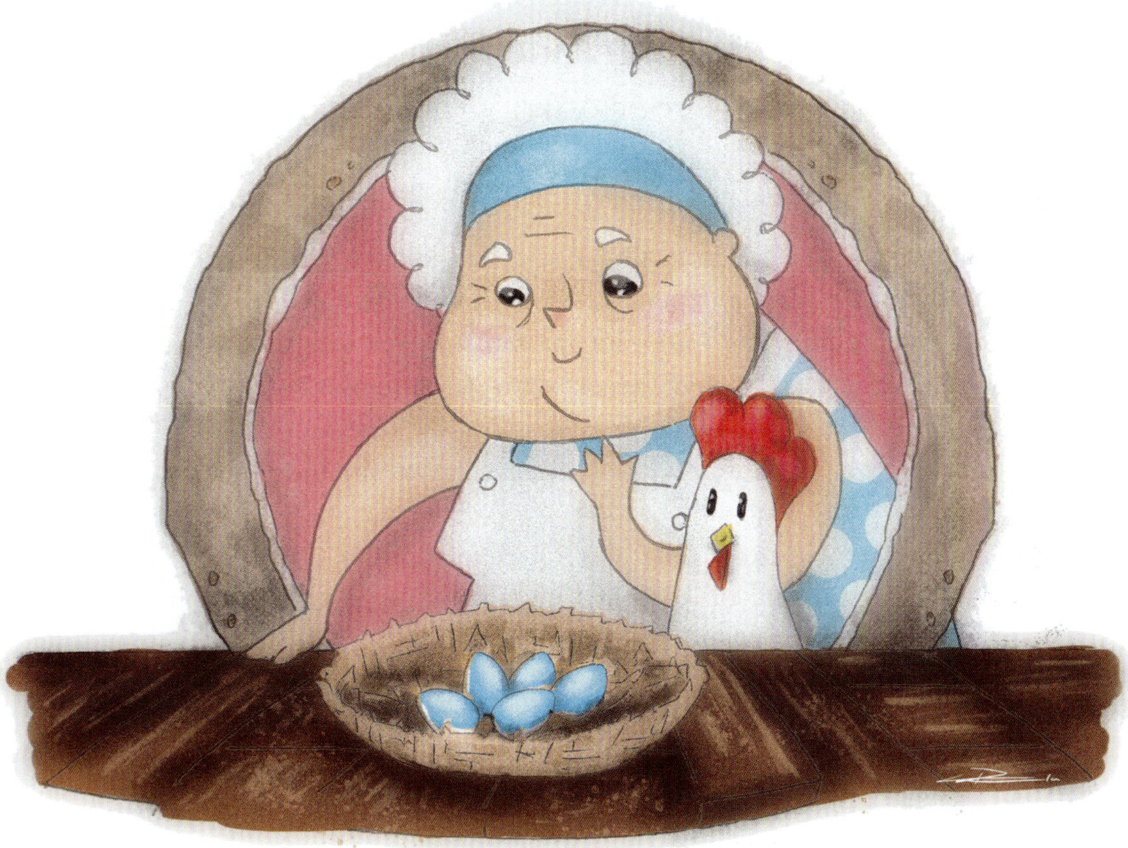

E, naquele instante, Dona Prosa ficou emocionada. Um nó se fez em sua garganta e ela, com bastante dificuldade, abaixou-se para ver mais de perto o grande feito de Margarida:
— E não é que você virou uma mocinha?! Já botou seus primeiros ovos!

De tão metida que era essa galinha, seus ovos eram azuis da cor do céu, e tão pequenininhos que nem dava muita vontade de comê-los. Dona Prosa contou: eram seis. Então era por isso que a sua amiga tinha sumido todos aqueles dias! Na verdade, ela esteve ali o tempo todo, dentro do galinheiro, botando. A velhinha colocou os ovos nas mãos e foi com eles até sua cozinha, e guardaria todos eles para mostrar a todo mundo.

Margarida vinha atrás, toda faceira, rebolandinho. Sabia que eram dela aqueles ovos. Ficou agachada na cozinha, esperando os bolinhos ficarem prontos, como paga pelos ovos. As duas comeram, cochilaram cada uma no seu quarto, e foram para o quintal, olhar se a chuva não tinha estragado a horta que ficava do outro lado do galinheiro.

Margarida saiu em disparada, com as asas abertas e cacarejando sem parar. Dona Prosa até tomou um susto; não sabia o porquê de tanto alvoroço.

— Mas o que tem aí, minha amiga? Por que tanta estripulia? E percebeu logo que se tratava de minhocas pelo chão. Era o prato predileto da galinha: minhocas molhadas de chuva.

Era melhor deixar a esfomeada ali, comendo seu banquete.

O fim de semana chegou e a filha Mara acabara de descer do carro, cheia de panelas e bacias para começarem os beliscões. As duas, Dona Prosa e Mara, botaram a mão na massa. Queriam fazer tudo de gostoso para o aniversário de Leonardo. A família toda viria para a casa de Dona Prosa! Margarida ficava embaixo da mesa, na expectativa de que algumas migalhas fossem sobrando para ela. Às vezes era pisada por uma das duas mulheres e já gritava escandalosamente.

— Cacaréééééco!

— Mãe, não dá pra botar essa galinha lá pra fora? Ela fica embaixo do meu pé! — falou Mara, já estressada com a galinha.

Mas foi a filha falar a palavra "botar" que Dona Prosa se lembrou de mostrar os ovos. Quando viu aquelas bolinhas azuis, Mara até ficou com pena de ter falado tão grosseiramente com a galinha. Afinal, ela estava querendo colaborar com a casa, cedendo seus ovos! E, daí pra frente, Margarida ficou no cantinho da pia, como era de costume, quietinha, só olhando mãe e filha tão felizes cozinhando. Ela sabia que, para uma galinha, já tinha conseguido muito.

Mara ficou na casa da mãe mais alguns dias, e foi ela mesma quem percebeu que a galinha não estava no quintal na manhã seguinte. Foi até o galinheiro para pegar mais ovos, pois já sabia que era lá que estava enfiada a mocinha dos ovos azuis. Porém, quando Mara foi entrando no galinheiro, escutou um ruído muito estranho.

— SNROOOMMMM!!!!

Não sabia se era um cachorro, ou uma onça, ou qualquer felino que pudesse estar rosnando. Voltou rápido para trás, e de longe, pela tela do galinheiro, foi matar a curiosidade. E, agachadinha, com as penas todas arrepiadas, olhos arregalados, lá estava ela: Margarida, sentada em cima dos ovos, chocando.

— Minha filha, desde quando você esta aí esquentando esses ovos pra ver se sai algum pintinho? — disse a moça numa gargalhada.

Dona Prosa saiu para ver o que estava acontecendo. Foi quando a filha mostrou a galinha furiosa e protegendo seus ovos com unhas e dentes, apesar de galinha não ter dentes.

A velhinha se aproximou na esperança de que sua amizade fizesse a diferença. Que nada! A galinha arrepiava as penas e fazia um ruído muito feio. Não queria mesmo que ninguém se aproximasse de seus ovos. Tinha certeza de que dentro deles estavam seus lindos filhinhos, amarelinhos e fofinhos. Toda mãe faz o que pode para defender sua cria; e ela não era diferente.

As duas mulheres ficaram ali em pé, pensando em como poderiam ajudar a pobre galinha. Elas sabiam que, como Margarida não tinha se casado com galo nenhum, também não poderia ter seus pintinhos sozinha. E dentro daqueles ovos só tinha clara e gema.

— É melhor deixá-la aí, mãe. Uma hora ela vai perceber que não tem nada dentro dos ovos.

Falando isso, as duas se distanciaram do galinheiro e foram para dentro da cozinha. Tinham tanta coisa para fazer! A festa já era no dia seguinte e todos chegariam ainda no fim daquela tarde.

Tudo ocorreu como previsto. Os filhos, noras e netos chegaram. Era tanta alegria naquele lugar! Os quatro filhos de Dona Prosa, dois netos, duas noras e um genro, todos reunidos em volta da mãe. Trouxeram presentes. Foram à igreja. Saíram para comprar bexigas, docinhos e tudo o mais para a festa de Leonardo. Os quartos cheios de malas, uma bagunça tão gostosa! Como é bom a família reunida! Às vezes surgia uma briga das crianças, mas nada atrapalhava toda aquela gente.

Mas Margarida não saía da cabeça de Dona Prosa. Iria morrer lá! Sem comer, sem beber. Estava tão magrinha a pobrezinha! Quase pele e osso. Tininha levava comida, Mara levava bolinho de espinafre, mas nada tirava a bichinha de cima dos ovos. A galinha tinha já um olhar triste e pálido.

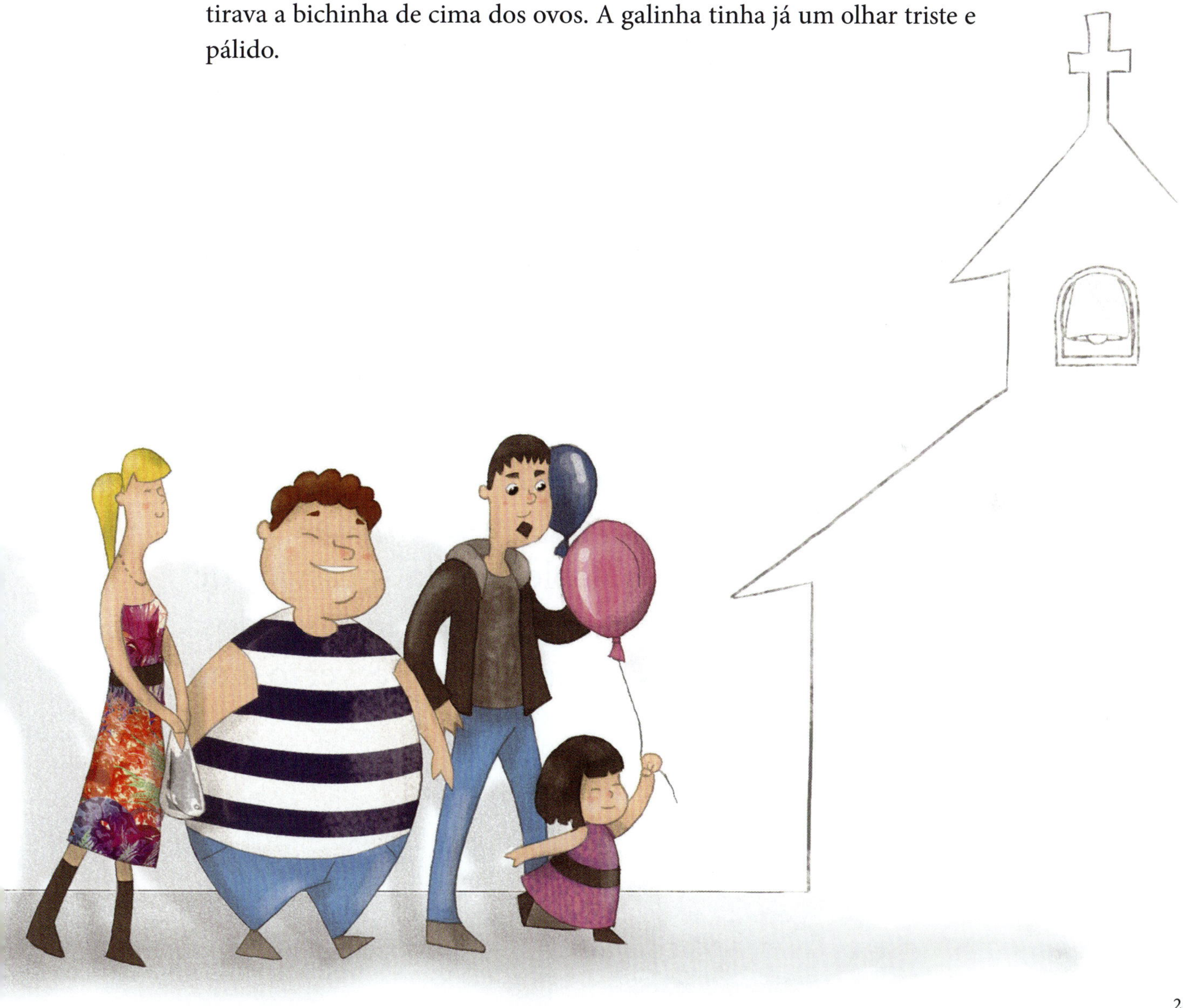

Foi então que resolveram tirar a avezinha de lá, antes mesmo da festa de aniversário. Porém, ninguém tinha coragem de entrar no galinheiro. Mas o filho do meio, Edson — um sujeito todo estabanado, viciado em televisão — se fez todo coragem e entrou, com muita dificuldade, no galinheiro, e pelas duas asas, com muita gritaria da galinha, a jogou para fora e trancou a porta. E aí aconteceu a parte mais curiosa: Margarida surtou. Fazia buracos no chão, entrava neles, rolava de um lado para outro, arrancava terra do chão e jogava para cima. Esfregava seu bumbum na areia e cacarejava sem parar. Abria as asas de repente e corria como louca em volta do buraco que havia feito. Cacarejava, abria o bico e olhava para cima como se falasse com Deus. Parecia não estar muito feliz. Parava um pouco, e, quando todos achavam que já tinha acabado, a loucura voltava, e lá vinha ela novamente, girava em círculos e cacarejava.

Dona Prosa pensou: "A galinha ficou louca." E todos acharam melhor deixá-la sozinha nesse momento de descontrole. Toda ocasião de grande emoção pode ter resultados inesperados. É mais inteligente contar até dez e ver o que acontece.

As nuvens começaram a se mover com mais rapidez no céu. Parecia que apostavam corrida umas com as outras. E logo um vento forte e as árvores começaram a chacoalhar de um lado para o outro. Todos correndo para fechar as janelas e portas! O céu desabou. Ainda bem que o balde estava no quarto de Dona Prosa para acudir a goteira.

Tininha saiu com uma pergunta que fez todos pararem pra pensar:
— Onde anda a galinha, pobrezinha? Nem sombrinha tem.

E foi diante de tal questionamento que a família saiu em disparada para a varanda dos fundos, para saber o que havia acontecido com a ave. Será que Margarida havia ficado decepcionada e sumido para sempre? Ou teria ela trancado a porta do galinheiro para uma reflexão? Ou ainda, teria desistido de ter lindos filhotinhos, tornando-se uma ave insensível?

Mas, para espanto de todos, lá estava ela, feliz da vida, ciscando calmamente as minhocas na chuva. Com uma cara tão feliz, que nem parecia a mesma galinha de poucas horas antes. Tinha se refrescado, abaixado a febre do seu corpo, e já nem se lembrava mais dos ovos. O cérebro pequeno ajuda nessas horas.

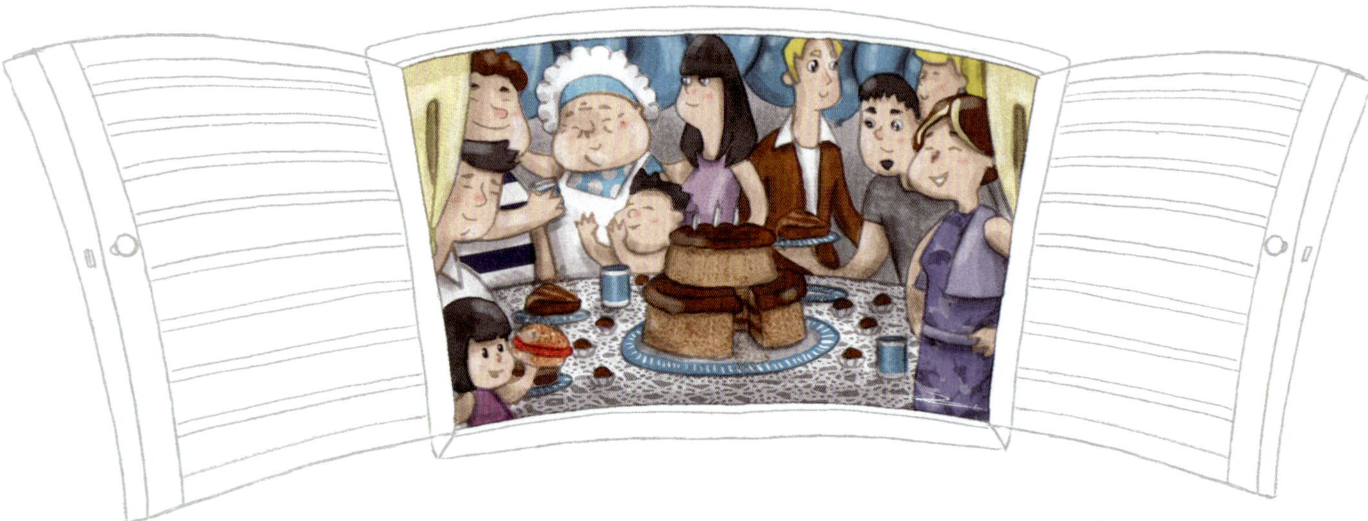

A festa do menino Leonardo saiu melhor do que o esperado. A vizinhança toda compareceu. Margarida também participou — em cima da velha mesa do lado de fora, observava a comilança. Depois ainda dizem que galinha é que é gulosa! Aos poucos foi raleando o número de pessoas e Mara já começava a limpar o ambiente. Jogava pratinhos descartáveis e guardanapos amassados e sujos no lixo. E quando se percebeu, já estava tudo em silêncio. Todo mundo cansado e Leonardo feliz da vida com alguns presentinhos que ganhara.

No domingo, todos já com ar de despedida, fizeram o almoço, e na mesa, na hora da refeição, a filha mais nova de Dona Prosa, Salete, uma moça tão simpática e querida, que todos amavam de paixão, intimou a mãe:

— Mãe, preciso que vá comigo para minha casa. Esta semana é meu aniversário e quero a senhora lá.

Mas e Margarida? Como a velhinha poderia viajar para tão longe e largar ali a galinha sem ninguém para cuidar dela? Teria que pensar o mais rápido possível em uma desculpa, só que Dona Prosa não gostava de mentiras. Dizia sempre que "mentira tem pernas curtas!" e, sem ter como contrariar, foi arrumar suas malas.

Margarida parecia que sabia de tudo, foi junto com a amiga arrumar seus pertences. Olhava para a cara da velhinha, que tinha nos olhos algumas lágrimas, e imaginava que alguma coisa havia de errado. Aproximou-se dos pés de Dona Prosa, se agachou como era de costume e esperou um carinho. E mais que depressa a mulher sentou-se na beiradinha da cama e alisou as penas da bichinha. Sabia que ali poderia ser o último encontro das duas. Aquilo lhe doía o coração.

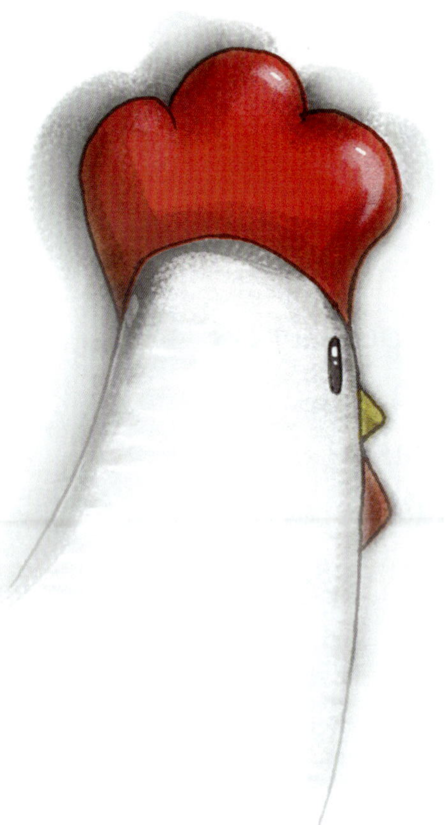

Quando todos os carros estavam na frente da casa, com a família pronta para cada um tomar seu destino, Margarida veio correndo até a varanda e, quase que acenando, se despediu de sua tão estimada amiga. Dona Prosa nem quis olhar, preferiu fechar os olhos para não chorar na frente da filha por causa de uma galinha.

Quando tudo na casa ficou em completo silêncio, a mocinha dos ovos azuis percebeu que estava sozinha. Saiu sem resmungar ou cacarejar e foi até o quintal ver se achava restos de bolo caídos pelo chão. Ela percebeu uma movimentação estranha em seu galinheiro. Como galinha é bicho arisco, de longe, de cima de um galho, ficou observando o que se passava ali. Foi então que saiu do galinheiro uma cachorra com cara de poucos amigos, cheirando aqui e ali em busca de comida. Ela estava com as tetas cheias de leite; ao certo havia ali filhotinhos daquele animal.

Quando a cadela já havia sumido de suas vistas, Margarida resolveu ir até sua casa e avaliar o que estava sucedendo no local. E como não era novidade, lá estavam eles, pequenininhos e ainda de olhos fechados, seis cachorrinhos. Dois brancos com pintas amarelas, como a mãe, e os outros pretos, que com certeza saíram ao pai.

Margarida foi pega de surpresa pela mãe dos pequenos, que, ao contrário do que todos pensaram, nem ligou para a ave ali no canto, se deitou e esperou os filhotinhos virem grudunhar em suas tetas. A cadela estava tão fraca do parto que nem tinha forças para correr atrás da galinha, e, como tudo na vida, ela acabou se acostumando com Margarida.

Com o passar dos dias, as duas firmaram amizade. Margarida até cuidava dos recém-nascidos quando a mãe saía para se alimentar. Chegava bem pertinho deles e os bichinhos se encostavam nas penas, que produziam bastante calor e esquentavam aquela turminha toda. Quando a mãe voltava, Margarida sabia seu lugar, subia no pau que cruzava o galinheiro e ficava olhando os cachorrinhos se lambuzarem de leite. Um dia, quem sabe, ela também seria mãe.

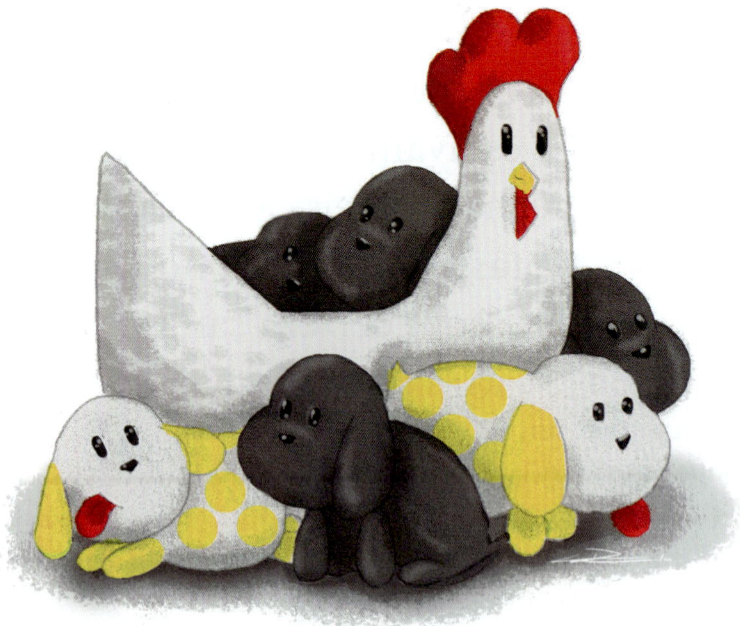

Os pequenos foram crescendo e, tão acostumados com a galinha, já achavam que era gente da família. Margarida não queria explicar que a casa era sua, e não da mãe. Quem morava de favor não era ela. Só não fazia isso por questão de educação e pela diferença de tamanho dela para a cadela. A amizade já se fazia bonita. As duas deitavam juntas na sombra da mangueira e assistiam aos filhotes brincando. Dormiam ali um pouco. Margarida caçava minhocas e a cachorra caçava ratos. Cada um gosta de uma coisa, não é mesmo?

Margarida sentia falta de Dona Prosa, mas, por causa do cérebro pequeno, não tinha muito bem definido isso em sua cabeça. Então se satisfazia com a nova amiga e seus meninos. Eles eram sapecas. Às vezes davam uma corrida em cima da galinha, que tinha logo que achar um galho para subir, mas a mãe logo ralhava com eles e tudo voltava à santa paz.

Os dias foram passando e os filhotes foram crescendo e ficando muito bonitinhos. Em uma tarde nublada, enquanto Margarida cuidava das crias para a mãe se alimentar, um fato inesperado aconteceu. Um moleque muito magrelo entrou no quintal para roubar mangas, vendo que a casa estava vazia, e se deparou com os seis cachorrinhos. Sem pensar duas vezes, abandonou a ideia das mangas e passou a mão em dois dos pequenos e saiu em disparada.

Sem saber o que fazer, Margarida se pôs a cacarejar cada vez mais alto, até que avistou a amiga e foi ao seu encontro. A cadela, como não entendia língua de galinha, só olhava. Quando deu falta de dois dos filhos, entrou em desespero. Farejava daqui e dali, procurou no quintal todo, lambia os que tinham ficado e, decepcionada, entrou para oferecer as tetas aos quatro que sobraram.

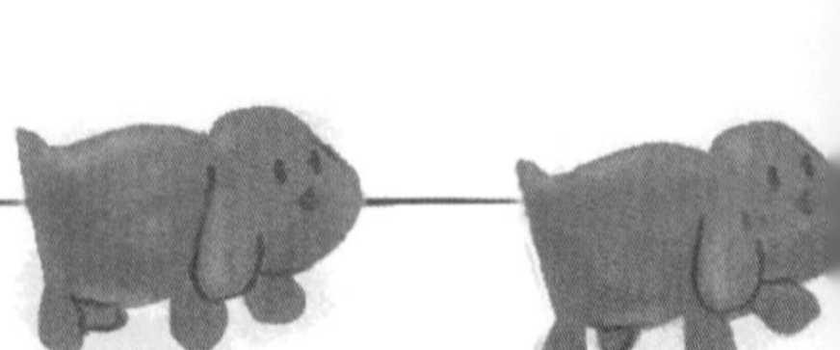

Na manhã seguinte, sem nenhuma despedida, a cadela partiu no mundo com os quatro filhotes. Sabia que quem tinha roubado dois, voltaria para pegar os outros quatro.

E mais uma vez estava lá sozinha no galinheiro a nossa velha amiga Margarida. Não queria continuar a vida assim. Saiu para tomar novos ares e, subindo no muro vizinho, ficou lá de cima admirando a paisagem. Foi daí que surgiu um novo amor. Do outro lado da cerca, um galo ciscava faceiro no terreiro. As penas eram amareladas e tinha uma crista grande e vermelha. Era do tipo bonito e sincero.

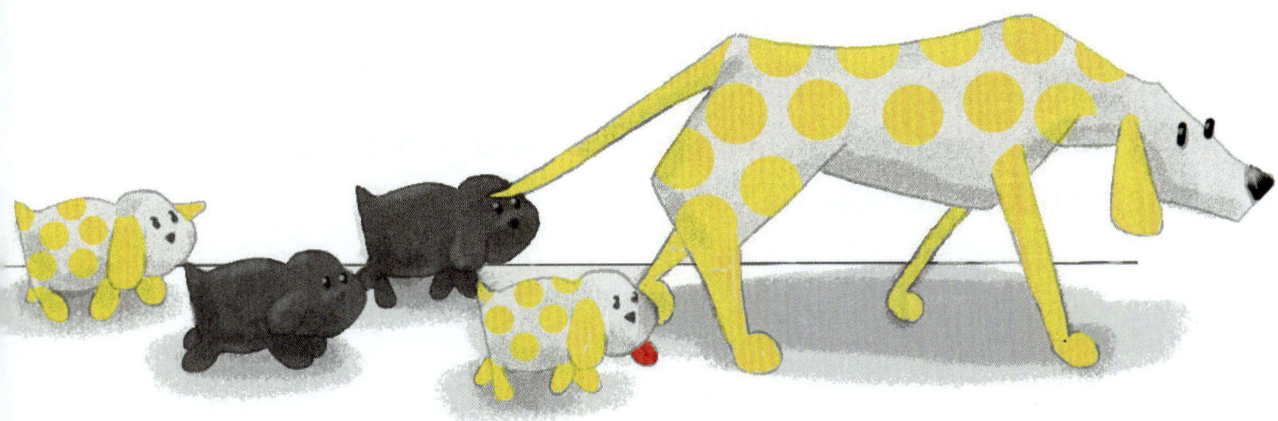

Margarida, como quem nada queria, deu uma cacarejada, fingindo limpar a garganta, e saiu rebolandinho pelo muro. O galo olhou atentamente, e foi realmente amor à primeira vista. A nossa amiga não queria ser intrometida — ele podia ser casado. Deu só mais uma olhadinha e voltou para o seu quintal. "Se ele gostasse, viria atrás!", pensou ela. E não demorou muito para que o galo saltasse do outro lado do muro, e, puxando assunto, logo se aproximasse da franga.

Os dois se encontraram muitas vezes, e, como já parecia sério o relacionamento, Margarida resolveu que já era hora de terem seus filhinhos. E, dessa vez, com toda a certeza, Margarida pôs-se a chocar seus ovos.

Dona Prosa chegou em uma segunda-feira. Não tinha mais esperança de que Margarida ainda estivesse na casa. Afinal, haviam-se passado duas semanas. Nem colocou as malas direito no chão, já saiu para a varanda dos fundos dar uma espiadinha. Quem sabe encontraria sua tão querida amiga?

De longe, um barulho já conhecido foi ouvido pela bondosa senhora. Lá estava a galinha dentro do galinheiro, em cima dos ovos:

— Mas eu não acredito que você vai ficar em cima desses ovos novamente, Margarida! Já não te disse que aí dentro não tem nada?!

E a senhora, preocupada com a saúde da amiga, sabendo que em outro episódio Margarida já tinha quase morrido de febre, resolveu ela mesma, de longe, com um pedaço de pau, quebrar os ovos da bichinha. Mas, como um milagre da natureza, a galinha saiu do cantinho onde estava agachadinha e, como que mostrando para sua tão amada amiga, deixou que os seis pintinhos já pudessem levantar a cabecinha e fossem vistos por Dona Prosa.

A emoção foi tão grande que não teve como conter o choro. A velhinha sentia até vontade de dar um abraço em sua amiga! E foi o que ela fez.

— Mas que lindos seus filhinhos, mocinha! Parabéns!

Dona Prosa foi para a cozinha fazer bolinhos de espinafre. Sabia que agora teria que cuidar muito bem de todos os moradores do galinheiro. Era tanta felicidade que a nossa doce senhora não tinha mais tristeza nenhuma em ficar ali. Pois estava muito bem acompanhada. Quando temos amigos, temos valiosos tesouros.

Fim

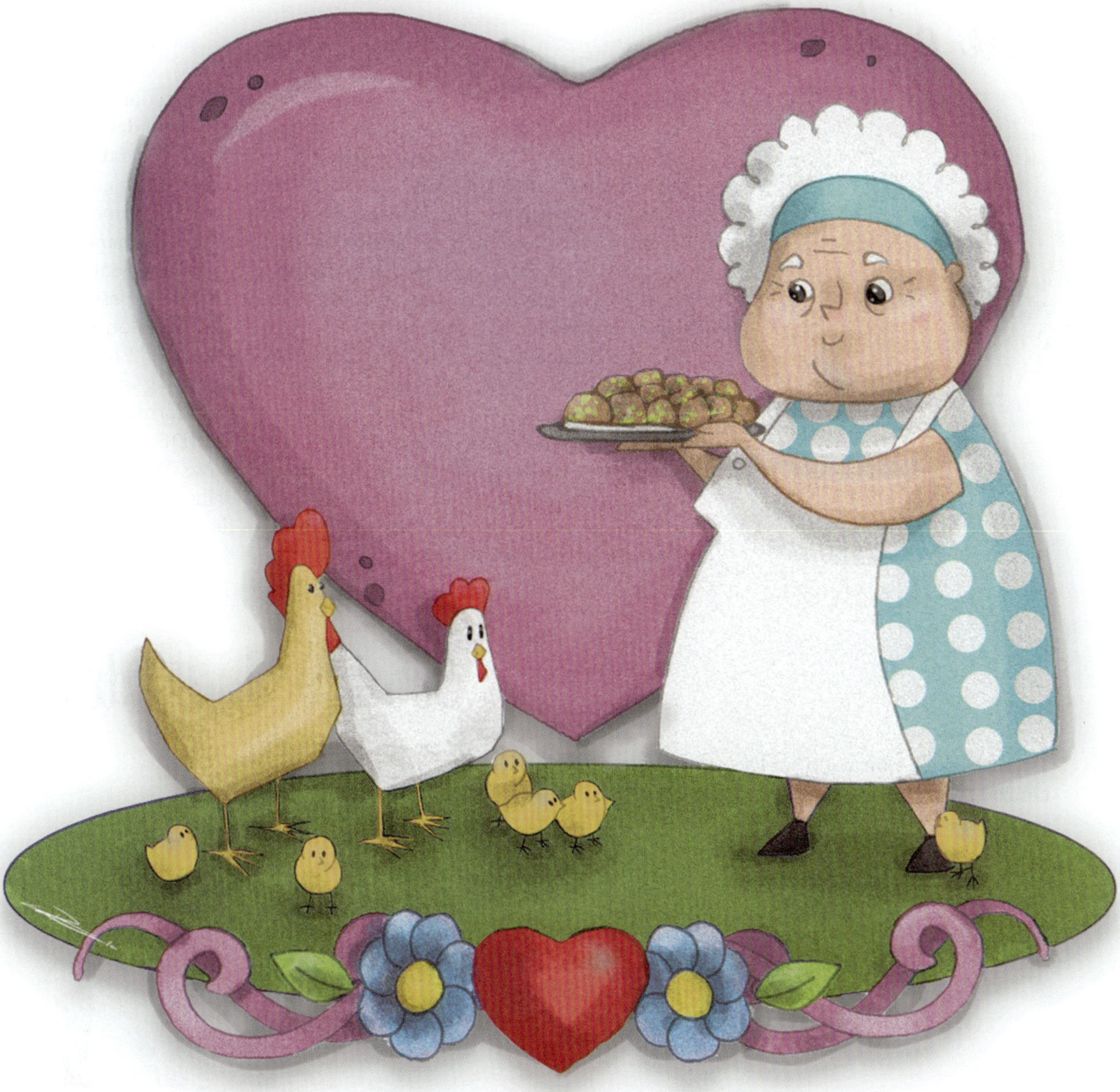

Sobre a Autora

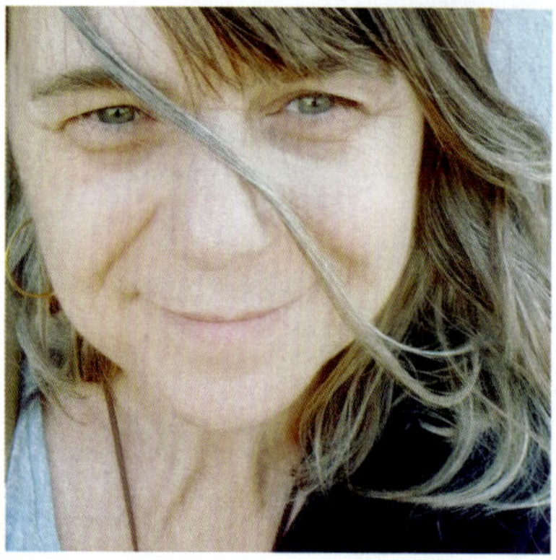

Maria Lea Fragate é produtora/diretora de teatro e descobriu cedo seu dom para as artes plásticas, ingressando na faculdade de Educação Artística aos 17 anos. Outros voos levaram a vida da artista para diversas situações, até se encontrar com o teatro como atriz/produtora de sua primeira peça aos 25. Ao mesmo tempo, especializou-se e focou no trabalho de pintura a óleo, lecionando aulas particulares por oito anos, e realizando exposições e vendas em cidades como Londrina e Curitiba. Após este período, passou a se dedicar ao teatro, especializando-se na formação do ator, até conseguir suas DRTs de produtora e diretora profissional. Em 2004 iniciou o projeto Semearte, que visava despertar o gosto pela leitura. Idealizou vários projetos conexos com a formação de leitores, inclusive a edição de um livro-game — X LIDE — que tem como pano de fundo a história de Dom Quixote. Terminou a graduação em Letras/Literatura em 2016, o que lhe deu mais embasamento teórico para os diversos projetos de incentivo à leitura que coordena até hoje.

Sobre o Ilustrador

Logan Portela é formado em Desenho Industrial pela PUC-PR em 2004 e com especialização em Comunicação, Cultura e Arte na mesma instituição. Foi sócio-fundador da LON Produções Culturais. Atuou no mercado como designer gráfico, diretor de arte, produtor cultural, ilustrador, fotografo e professor. Como artista gráfico, desenvolve trabalhos nos ramos de ilustração, arte digital, fotografia e escultura 3D e tradicional. Sempre busca a mescla entre a realidade e a fantasia, o sonho e a realização; vaga por diversos estilos e nesse livro se aventura na ilustração infantil.

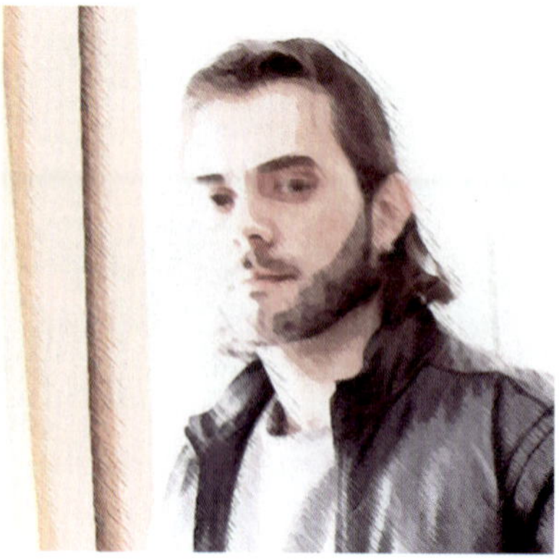